AF456178

DU

MIEL PHÉNIQUE

DE SON APPLICATION

A L'HYGIÈNE, A L'INDUSTRIE.

DE LA PRÉSERVATION DES MALADIES CONTAGIEUSES ÉPIDÉMIQUES

PRÉCÉDÉ DE

LA THÉORIE DES MIASMES

PAR DE WERCHIN

CHIMISTE

Prix : 2 francs

SE TROUVE

A L'ENTREPOT GÉNÉRAL
à Paris, rue des Batignollaises, 5

CHEZ L'AUTEUR, A MESLAY
Près Vendôme (Loir-et-Cher)

ET CHEZ TOUS LES LIBRAIRES

1868

THÉORIE DES MIASMES

> Vitam gignit vita...
> Mortem, vita mortis gignit.
> Est, mors deleta, vita.
>
> La vie génère la vie.
> La vie de la mort génère la mort,
> Et la mort anéantie est la vie.

De toutes les maladies étudiées jusqu'à ce jour il n'en est pas qui aient donné lieu à autant de discussions scientifiques, que celles classées sous la dénomination générique *d'épidémies*.

Après les magnifiques travaux des Flourens, des Chevreuil, des Piorry, etc., ce serait bien osé que de vouloir entrer dans l'arène pour combattre tels et tels champions.

Nous pourrions cependant, à l'exemple de certains industriels, nous parer de l'hermine doctorale, et, nous haussant sur un Pégase fougueux, étonner par notre néologisme, l'audacieux lecteur coupable de vouloir comprendre.

Mais loin de nous cette pensée; notre but, en publiant ce travail, n'est point de surprendre le monde, ni de prouver que nos devanciers étaient ou sont encore des ignorants capables de confondre les lois de la chimie.

Notre plan est simple et logique.

Nous basant sur les travaux de ces maîtres et nous servant de leurs lumières, nous voulons examiner d'où peuvent provenir certains fléaux; quels sont, suivant nous, non point les remèdes, mais bien les préservatifs de ces maux effrayants; ce qui est plus ambitieux peut-être, mais plus à l'ordre du jour, et plus profitable pour chacun.

Il est d'ailleurs permis à tout homme de rechercher, suivant la force de ses moyens, ce qui peut amener une amélioration au bien-être de son semblable, et sans avoir la prétention d'obtenir le prix académique, d'apporter à l'édifice social la pierre qui, quelque petite qu'elle soit, a, ou peut avoir sa valeur.

LES MIASMES sont de véritables poisons qui donnent lieu à un ensemble de phénomènes.

L'action de ces miasmes constitue le caractère spécial d'un grand nombre d'épidémies, telles que celles nommées : *typhus, suette, peste, choléra, fièvre de marais*, etc., selon que ces miasmes sont une accumulation dans l'air de gaz provenant desubstances animales en putréfaction, ou de végétaux en décomposition.

Dans le premier cas, ce sont des gaz transportant des germes, qui ont pris naissance dans *la vie de la mort* (fermentation), qui doivent nécessairement générer la mort s'ils sont inoculés, par une cause quelconque, dans un élément de même nature que celle à laquelle ils appartiennent.

Dans le second cas, il y aura *maladie* ou *empoisonnement,* qui sera peut-être suivi de mort, mais il n'y aura pas nécessairement un principe générateur de mort; car l'élément végétal ou de la population sous-marine mise à découvert, d'où sont sortis ces gaz, sont un tout autre principe que le premier; si la santé de l'homme en est compromise, la maladie et la mort auront un caractère particulier.

Les travaux dont nous avons cité les auteurs nous ont initiés à quelques mystères d'un monde infini, microscopique, mais immense.

Des études micrographiques nous prouvent, qu'il existe dans l'atmosphère des *animalcules* nommés *acarus*, *monades*, etc.

Ces animalcules, lorsqu'ils ne sont animés que d une vie propre, bien que puisée directement dans un principe de mort qu'ils viennent ainsi de transformer en principe de vie, peuvent bien affecter l'homme sans pour cela lui donner la mort.

S'ils s'attaquent à lui, et arrivent à s'en faire une pâture, ils ne constituent pas essentiellement un principe générateur de mort; ainsi tandis que le principe générateur de mort réduira la vie quoique à son propre principe, la vie constituée directement dans la transformation du principe de mort pourra se substanter dans la vie sans pour cela générer la mort.

La cause des invasions terribles et subites, et dont jusqu'à présent nous n'avons pas été les maîtres d'annihiler les effets mortels, se trouve surtout dans *les gaz dégagés des substances animales en putréfaction*, et qui, sous une influence quelconque, se dégagent parfois sur un point donné en un si grand volume, que l'air ambiant vers lequel ils s'élèvent est alors insuffisant pour continuer sur eux au fur et à mesure qu'ils se présentent, son œuvre de désorganisation et d'anéantissement complet.

Ces gaz à germes de mort, devenant de plus en plus lourds, se condensent et retombent dans un certain rayon : s'ils sont alors respirés ou inoculés dans un élément favorable à leur génération, ils donneront lieu à de nouvelles productions de gaz identiques.

Ainsi, tandis qu'il faut des milliers d'animalcules pour se rendre maître de la vie de l'homme en le rongeant, pour ainsi dire, un seul petit atome de gaz à germe de mort suffit, une fois inoculé dans le principe de vie, pour rendre à celle-ci toute lutte inutile : c'est ainsi qu'a lieu *l'importation par inoculation directe.*

Le second moyen d'importation a lieu lorsque ces gaz

se condensant sur des impuretés, le germe y pénètre; mis ainsi à l'abri du contact de l'air, qui par cette raison ne peut plus le diviser ni procéder à son anéantissement complet, ce sera donc en faveur de cette impureté que le *germe condensé* sera transporté dans des régions lointaines; alors, quel que soit le temps écoulé, s'il se présente un concours de température qui permette la dilatation de son refuge, le germe caché générera cette impureté en son propre principe; et, donnant naissance à une génération *d'infiniment petits*, sortant d'un principe de mort, qui n'a pas changé d'état, parce qu'il n'a pu changer de nature, cette nouvelle génération portera *la mort* partout où elle pourra s'attaquer au principe de vie.

C'est ainsi que l'air où cette première génération s'est formée, sera alimenté par de nouveaux gaz; de là l'ÉPIDÉMIE, mais alors l'épidémie locale.

Lorsque la maladie sera transportée dans un autre milieu, ce ne sera que par des *sujets inoculés* ou par des *impuretés de refuge*.

— *D'où proviennent les virus et les miasmes?*

Nous venons de le dire.

— *Quelle est leur essence et quelles sont les circonstances qui concourent à leur développement?*

C'est ce que nous allons essayer de démontrer succinctement.

Certaines épidémies sont particulièrement produites par des agents spéciaux, d'autres par *certaines conditions de climat, de température.*

Un virus spécial, par exemple, a pris naissance sur les bords du Gange. Ce virus donne lieu à une sorte d'empoisonnement du sang, atrophiant l'être tout entier et produisant le refroidissement général, puis bientôt la mort : C'EST LA PESTE INDIENNE.

C'est à l'importation que nous devons la connaissance de ce fléau heureusement peu répandu.

Le *typhus*, le *choléra asiatique* nous ont été de même amenés successivement en Europe, et la science nous dit :

« On doit combattre, s'il se peut, leur action spéciale sur le sang, et faute de le pouvoir faire, on aura recours aux moyens généraux qui conviennent dans les autres cas semblables... ou bien l'on doit... »

Arrêtons ici nos citations ; ce que nous avons voulu établir c'est que l'on combat les épidémies autant qu'on le peut et par *assimilations*.

Les épidémies sont une sorte d'échange que nous envoie l'Orient en reconnaissance de la civilisation que nous cherchons à y apporter.

Mais si déjà nous avons démontré l'origine *des gaz à germes de mort*, pourquoi le Gange et l'Orient possèdent-ils des éléments plus propres à leur développement ?

C'est ce que j'ai voulu savoir et c'est ce que je veux expliquer de mon mieux.

Nous savons tous que le Gange est pour ainsi dire le cimetière des Indiens ; les corps morts lui sont donc confiés, ainsi qu'à sa population aquatique, afin d'en opérer l'anéantissement complet et changer ainsi en principe de vie, ces dépouilles des morts.

Tant que l'eau les recouvre, elle continue toujours sur eux la transformation ; mais nous n'ignorons pas que le nombre de ces cadavres non dévorés, forme une montagne en moins de huit jours, lorsqu'ils sont arrêtés en un point donné.

Il y a sur les rives du Gange comme des endroits d'atterrissement où les cadavres sont rejetés. Alors, ce n'est plus l'eau qui opère sur les cadavres découverts.

C'est à l'air seul qu'échoit la mission de leur transformation complète ; si une chaleur excessive survient, la fermentation putride de ces cadavres est tellement active, qu'il s'en échappe des gaz transportant dans leurs globules des germes de fermentation non transformés ; l'air ambiant, vu le volume toujours croissant de ces gaz, devient tout à coup insuffisant à transformer ces miasmes délétères.

La peste indienne est donc en permanence sur les rives du Gange, quoique plus ou moins intense à certaines époques, et si l'excès des gaz, qui s'échappent du fleuve, rencontrent, en se condensant, des refuges impurs, soit dans les laines, soit dans les vêtements, soit sur la peau de l'homme, ils pourront être transportés ; ils sauront, lorsqu'une circonstance favorable se présentera, s'assimiler l'élément de leur refuge ; ils dégageront ensuite de nouveaux gaz à germes identiques au principe générateur, et leur foudroyante activité, sur des victimes à éléments plus assimilables encore que leur refuge, déterminera l'ÉPIDÉMIE.

Les temps de brouillards empêchant également ces gaz de pénétrer dans la couche d'air, bien qu'elle soit peut-être suffisante pour leur transformation, sont aussi une cause de condensation.

Ainsi, l'homme dont l'état hygiénique laisserait à désirer, soit par excès de fatigue ou de privation, qui se trouverait par les temps brumeux dans les parages du Gange, court grand risque de donner prise à l'inoculation de ces germes, par les pores ou même par la respiration.

Si ces gaz, en se condensant, retombaient seulement sur le sol, ils seraient toujours repris et anéantis, parce que là, ils ne rencontrent point d'éléments assimilables ; s'ils en rencontrent, ils produisent de nouveaux gaz, c'est vrai, mais qui seront toujours également divisés en leur temps.

Ceci n'est pas l'objet qui doit nous occuper tant que ce n'est pas l'homme qui peut donner matière à leur production, soit par la maladie, soit par les refuges impurs dans ses vêtements ou dans des substances qu'il se proposerait d'emporter.

Nous avons trouvé une cause sur les rives du Gange; passons maintenant dans la plaine.

Nous y trouverons également une quantité de cadavres que les peuplades, souvent en guerre, laissent exposés; joignez-y les différents modes de sépulture, par suite des religions diverses; tenez compte des températures torrides et des brouillards humides; et lorsque les animaux féroces et les chiens errants n'auront pas suffi à transformer en principe de vie les cadavres épars, on verra *la mort animée par la vie de mort* (FERMENTATION) comme étant la dernière lutte précédant son anéantissement laisser échapper dans l'air des gaz transportant des germes de mort, ce sera le CHOLÉRA ASIATIQUE.

A la suite des guerres européennes, nous trouverons aussi ce que nous appelons *choléra*. Il ne faut pas toujours un très-grand nombre de cadavres pour déterminer cette maladie.

Des germes de mort peuvent se dégager d'un seul cadavre, et s'ils sont respirés ou inoculés, donner lieu à des cas très-caractérisés de cette maladie.

C'est ce qui nous les fait nommer cas *isolés*.

Mais si, autour de ce cadavre, l'air était insuffisant pour anéantir tous les gaz qui s'en échappent sous l'influence d'une température anormale, et qu'il se trouvât aux environs un plus grand nombre de personnes dont quelques-unes présentassent des conditions favorables à leur inoculation, au lieu d'une victime, il pourrait en résulter une épidémie.

Afin de bien préciser ce fait, je veux rappeler que si le cadavre se décompose sans trouble, c'est l'air qui agit, il le digère, si vous voulez me permettre cette expression, sans laisser échapper des gaz autres, que ceux qui se séparent par une décomposition naturelle, et qui vont alors se réunir aux gaz de même nature, laissant les principes terreux rejoindre leur élément.

. . . .

A propos du choléra, M. le docteur Paul Pilet a fait paraître dernièrement une brochure. Nous y remarquons quelques observations que nous reproduisons ici à l'appui de *la théorie des miasmes.*

« La question de la Genèse du choléra trouve les médecins divisés. Tous s'accordent, dit-il, quant à la cause, *sur la présence* dans l'air *d'un principe miasmatique particulier, germes, sporules ou ferments,* principe susceptible de se reproduire, de se régénérer sur le malade même qui a reçu son contact..... »

Et plus loin :

« Supposée admise et hors de conteste l'existence d'une même et unique cause, *ferment* ou *miasme,* cause identique au fond, variable seulement par les circonstances d'origine et de production, il resterait encore à mesurer l'influence que les conditions calorifiques, hygrométriques, électriques et telluriques du milieu, peuvent imprimer à la constitution intégrante de cet agent, et par suite à ses divers modes de manifestations sur l'organisme.

« La chimie n'est-elle pas là pour nous montrer comment les mêmes éléments, combinés dans des proportions égales, donnent lieu cependant, selon les circonstances, à des composés fort différents, et par leur état physique et par leurs actions sur les organismes. Il est donc probable que c'est sur ce point délicat de pathologie générale que gît le nœud gordien de cette haute question de la cause déterminante des maladies septiques et de ses aspects ou modes divers de manifestations.

« L'état anélectrique de l'oxygène pendant les épidémies cholériques a été l'objet de recherches et de constatations tellement notoires et unanimes, que je me borne à en faire la simple mention.

« Je passe *au miasme ou ferment léthifique* lui-même.

En quoi consiste ce principe qui, mis en contact avec le dynamisme vivant par les voies respiratoires, s'attaque avec une gravité si foudroyante aux actes supérieurs de l'organisme, à la force motrice de la circulation, de la respiration, à l'hématose, à l'innervation tout entière, et par suite de l'influence simultanée qu'il exerce sur ces fonctions primordiales, entraîne la série des désordres corrélatifs qui bientôt s'emparent de tout le système?

« De toutes ces altérations, la *cause première est la présence, dans le sang, d'un ferment putride du genre vibrio.* Ce ferment produit un principe acide analogue à l'acide butyrique, si ce n'est pas cet acide lui-même. On le retrouve à l'état de combinaison dans le sérum, et surtout dans les selles, où il apparaît même à l'état libre. Ce principe acide, plus fixe que l'acide carbonique, capte les alcalis du sang et les *neutralise* de telle sorte, qu'ils ne peuvent plus présider à l'oxydation du sang. Ce n'est donc pas parce que l'hypercrinie du tube digestif a soustrait au sang ses sels alcalins qu'il ne s'oxyde plus, mais parce que les alcalis du sang sont neutralisés par cet acide qui est en excès, et donne aux malades, ainsi qu'à leurs déjections, leur odeur spéciale.

« C'est sous l'influence de ce produit et de son ferment putride que les fonctions du grand sympathique se pervertissent; et c'est par action réflexe que semble s'établir l'organisme qui suspend la circulation d'une part, et d'une autre ouvre une large voie aux excrétions. Le grand sympathique réagit de la même manière toutes les fois que le sang est souillé par une substance incompatible avec la vie : *venin ou poison.* » (De Vauréal, *Loc. cit.*, p. 52.)

Cette interprétation de la Genèse des phénomènes cholériques suscite immédiatement diverses questions : la première, relative à *l'action d'un principe miasmatique, poursuivi et atteint déjà peut-être par l'œil du microscope,* on l'admet sans conteste; la seconde, concernant le mode d'action de ce ferment toxique, considéré lui-même comme donnant lieu à la formation d'un principe acide qui aurait pour fonction de neutraliser l'oxydation du sang, comporte le doute et réclame un nouvel examen.

Les éminents maîtres dont nous avons parlé en commençant cet écrit ont reconnu que les maladies peuvent s'importer par des germes, des animalcules, acarus, infusoires, etc., etc., qui peuvent se réfugier dans les cavités de la peau de l'homme, de la bête, ou dans les parties grasses des laines ou objets similaires.

Pour le germe, comme pour l'insecte, ce sont autant d'éléments de refuge. Il s'y renferme d'abord comme dans une sorte de cocon, profitant de tout ce qui l'entoure pour se dérober à tout ce qui peut déterminer son anéantissement.

Il veille avec l'instinct aveugle de la conservation; il vit, il se développe, et, à un moment donné, se reproduit avec cette fécondité des êtres éphémères.

Avant de poursuivre d'autres citations, et voulant que ma théorie soit bien comprise, je tiens à constater que ce qui est animalcule, acarus, etc., etc., en un mot tous ceux qui vivant de la mort après l'avoir vaincue (c'est-à-dire, ayant pris naissance dans les éléments immédiats après la fermentation putride), ne sont pas des principes de mort.

Ils peuvent occasionner la mort ou être simplement désagréables en s'attaquant extérieurement à l'homme, mais on peut leur livrer bataille et les combattre tandis que les germes n'ont point de vie propre; et, si dans cet état, ils sont inoculés à des éléments de nature semblable à ceux d'où ils sont sortis, ils ne peuvent que produire une génération pareille à leur propre principe.

Donc, l'importation de ces êtres nuisibles et impalpables est d'autant plus facile, que rien ne prédit, ne laisse prévoir ou même soupçonner leur présence.

Le bâtiment qui porte avec lui ce germe de mort, le voyageur qui habite cette maison flottante, la marchandise qui sert de lest, tout leur sert de refuge ; ils préparent leur proie, si rien ne vient les combattre. — C'est alors que les miasmes, ne quittant leur refuge qu'après se l'être assimilé, se répandent en si grand nombre, que des victimes ne tardent pas à tomber sous leur poison ; et le nombre s'en augmentant, il y a bientôt une génération foudroyante de gaz : DE LA L'ÉPIDÉMIE.

Pour obvier à de si terribles accidents, les gouvernements ont prescrit la QUARANTAINE, sorte d'antichambre du pays, où les fumigations, les désinfectants sont fournis en abondance, durant un temps plus ou moins long, autrefois de *quarante jours*, d'où est venu le mot *quarantaine.*

Le bâtiment, les marchandises sont soumis à toutes les visites possibles.— Le voyageur subit tous les ennuis de sa position ; il n'est plus en route, il n'est pas encore arrivé ; ce n'est pas la terre étrangère, ce n'est pas encore la patrie.

Enfin, lorsqu'*à priori* l'autorité médicale a pensé qu'on pouvait, sans inconvénient, ouvrir la porte aux malheureux parias, chacun s'empresse de quitter les lieux, emportant parfois avec son bagage le germes d'un mal qui dévorera lui et les siens.

Ce n'est pas seulement, comme on le voit, le voyageur qui nous apporte ces tristes présents, mais les *animaux*, les *marchandises*, le *bâtiment lui-même.*

L'air pourrait être soupçonné d'être complice de cette fatale importation. Mais il n'en est rien, car si des courants pouvaient éparpiller ces germes au loin, ils rencontreraient des couches d'air suffisantes pour les diviser et les anéantir.

Nous avons vu pourquoi les rives du Gange dégageaient de temps en temps ces gaz à germes de mort, et pourquoi de la plaine nous pouvions aussi importer une même maladie. Mais n'importe le pays, si par un concours de circonstances, dè guerres, d'immolations de victimes, il se trouve une agglomération de cadavres recouverts d'une couche de terre insuffisante, ou tombés à l'eau et ensuite atterris sur les rives et laissés par mégarde à découvert; si, pendant la décomposition naturelle de ces cadavres, il survient une température pouvant déterminer une fermentation putride active, des gaz à germes subtils s'en dégageront, et donneront lieu (s'ils sont inoculés) à la même maladie que ceux du Gange et de l'Asie, peut-être avec quelques modifications, mais à coup sûr son caractère sera le même, étant principes de mort éclos *de la vie essentielle* de *la mort* (FERMENTATION).

A partir de ce moment, ces gaz à germes subtils s'introduiront partout, sous toutes les formes, par tous les moyens et chez l'homme, tout leur est un aliment propre à un prompt développement.

Cependant il ne suffit pas d'affirmer un fait et de constater la nature d'une maladie ainsi que son origine, il importe aussi d'arriver à l'anéantissement des germes dans leurs refuges et de supprimer ces refuges autant que possible.

Là est la seule branche de salut; car s'il n'y a pas de refuges et que les gaz soient obligés de se condenser sur des pierres, sur la terre, dans les arbres, etc., etc., ils seront toujours repris par l'air et divisés; mais s'ils trouvent des refuges et qu'ils soient ainsi mis à l'abri du contact de l'air, ils donneront lieu à de nouvelles générations.

Que faut-il pour qu'il n'y ait pas de refuges ?

La propreté est la première et la plus simple précaution à prendre, particulièrement dans les vêtements; car si le vêtement est propre, l'air y circule librement, et si des gaz viennent à se condenser dans un vêtement propre, ils seront divisés assez à temps; l'œuvre d'anéantissement commencée sur eux sera consommée.

Que l'homme ne s'effraie pas outre mesure, car il est certain que la circulation du sang dans son activité normale aide considérablement à l'anéantissement de ces germes.

Le point important est qu'autour de soi aucun refuge susceptible de favoriser leur développement ne soit laissé à ces poisons.

C'est pourquoi, je veux rappeler que les gaz portant des virus, des miasmes délétères, etc., resteront dans le milieu où ils se sont produits, et si leurs germes sont transportés dans des régions lointaines, cela ne peut avoir lieu qu'à l'aide d'une incubation ou de refuges impurs.

L'air ne les aura donc pas plus transportés qu'il ne les a apportés.

Si nous avons trouvé que des germes de mort se développent promptement en faveur des refuges impurs, soit dans les vêtements, ou dans les cavités corporelles, naturelles ou accidentelles de l'homme ; que, d'un autre côté, l'homme en bonne santé, tenant tout en état de propreté autour de lui, peut aider l'air dans l'œuvre d'anéantissement de ces germes, nous devons aussi signaler comme cause particulière à leur prodigieux développement, toutes les perturbations du sang chez l'homme sain provenant soit d'indigestion, soit d'excès de fatigue ou de tout autre genre, soit même de la peur glaciale ou latente.

La peur est même une cause à laquelle nous devons attribuer des ravages soudains et foudroyants d'une maladie épidémique : les unes comme les autres prédispositions ci-dessus, qui, en temps ordinaire, pourraient être suivies de mort, portant le caractère de la cause qui les a produites, seront, *en temps d'épidémie*, une cause de mort portant tout le caractère de la maladie régnante. — L'art a des moyens de combattre ces derniers ennemis de l'homme en temps ordinaire; — nous ne voulons ici nous occuper que des *maladies contagieuses apportées par voie occulte.*

Comme conclusion, on reconnaît combien il doit être difficile d'arrêter la contagion une fois que les animalcules ou germes ont rencontré des éléments favorables à leur développement.

Ne serait-il pas possible, connaissant la cause du mal et ses effets, d'aller attaquer le principe générateur jusque dans sa forteresse, de l'y cerner et de l'anéantir sans lui laisser le temps de se développer?

MOYENS PROPHYLACTIQUES

OU DE PRÉSERVATION

DES ÉPIDÉMIES

Après avoir étudié les *désinfectants puissants*, les INSECTICIDES, les ANTI-MORBIDES, ANTI-CONTAGIEUX, etc., etc., pouvant le mieux atteindre le but proposé, nous avons trouvé que le CHLORE aidait puissamment à l'air dans la décomposition et la transformation des gaz.

Les gaz désinfectants purifient donc l'air, cela est certain, mais ils ne font que lui donner assistance. Ils ne sont pas toujours dégagés en suffisante quantité pour arriver à transformer *les gaz à germes morbides* qui s'échappent par des milliers d'éléments à la fois.

D'ailleurs, le secours de ces agents arrive presque toujours un peu tard.

D'un autre côté, les gaz désinfectants n'ont aucune action sur des animalcules ou germes morbides, qui ont pu se mettre à l'abri dans des refuges impurs où l'air ne peut lui-même les diviser ni les anéantir.

Dans cette circonstance, nous savons que seuls les *agents fixes* peuvent détruire la *cause;* et la cause détruite, la maladie est arrêtée.

Au nombre de ces agents nous devons classer le

CHLORE, le SOUFRE, le CAMPHRE, l'ALOÈS, quelques baumes, l'ACIDE PHÉNIQUE, etc., etc., tous très-bons insecticides mais si ces agents ne sont mis directement en contact avec la cause, ils n'auront aucune influence sur elle.

Nous plaçons à tort l'*acide phénique* en dernier, car c'est lui qui est surtout un insecticide par excellence, en même temps qu'un cautérisant supérieur; cette dernière propriété lui permet d'anéantir le germe presque instantanément.

De plus, après avoir anéanti les germes de mort à l'état d'un commencement de développement, il peut encore agir sur les chairs saines, anéanties elles-mêmes par cautérisation, et qui formeront barrière, isolant ainsi avec la plus consolante certitude la mort de la vie.

Nous pouvons donc l'appeler *insecticide*, *anti-morbide*, *anti-putride au suprême degré* et un *cautérisant* par excellence.

Mais ne dédaignons pas le *camphre;* car s'il pénètre moins dans les chairs, il n'est pas moins un insecticide et un anti-putrideprécieux. Il ne *cautérise* pas, maisil *raffermit* les chairs, et, par son action réfrigérante, met les plaies à l'abri de la putréfaction.

Nous l'avons dit tout à l'heure, pour que ces substances puissent atteindre et désorganiser la cause morbide, il faut qu'elle soit mise directement en contact avec celle-ci.

Ainsi, par exemple, lorsqu'il s'agit d'arrêter une action morbide locale, c'est-à-dire d'empêcher le sang de se corrompre à son passage sur une plaie purulente, l'*acide phénique* donne toujours de très-bons résultats, parce qu'ici *il y a contact entre la cause et l'agent.*

L'action est insecticide ou anti-putride ; elle est insecticide ou anti-putride avec d'autant plus de raison qu'elle est cautérisante.

Voulons-nous rendre plus évidente la sécurité de cette action insecticide ou anti-putride par cautérisation? nous dirons que par cela même, la plaie est mise à l'abri du contact de l'air.

Il est bien établi que l'ACIDE PHÉNIQUE, par son contact avec les substances animales, en empêche la fermentation putride : soit en anéantissant les germes déjà produits, soit en anéantissant les chairs ou le sang par cautérisation ; cet agent les met ainsi à l'abri du contact de l'air, de plus par sa présence dans les chairs, sans pour cela les avoir cautérisées, il empêche les germes fermentescibles de se développer.

Nous ne pouvions ignorer que tel qu'il se présente, l'ACIDE PHÉNIQUE ne peut recevoir toutes les applications ci-dessus, que par des combinaisons éclairées, tout en en laissant encore beaucoup d'autres à étudier. C'est pour ne point délaisser des propriétés aussi précieuses sans être utilisées, que nous avons recherché les moyens de mettre l'ACIDE PHÉNIQUE à la disposition de tous, et à en rendre l'application facile et efficace dans toutes les circonstances qui sont indiquées.

Ainsi, étant posé le problème à résoudre, savoir : que le contact est indispensable aux agents connus pour qu'ils soient à la fois *cautérisants*, *insecticides* et *antiputrides* :

« Trouver le moyen d'aller attaquer la cause et la ré-
« duire à néant; lorsque cette cause se trouve réfugiée
« dans des impuretés, et qu'elle s'y est fait un refuge
« impénétrable tant aux agents fixes qu'aux gaz désin-
« fectants? »

En recherchant la cause du *choléra*, nous avons été amenés à découvrir que le *typhus* contagieux, la *peste*, le *charbon* et même la *rage*, tout en ayant des caractères différents, n'avaient cependant qu'une seule et même origine. En trouvant le moyen d'anéantir le principe de l'un de ces fléaux, il est certain qu'on arrivera à détruire le principe de l'autre : tous germes de mort tous ayant pris naissance dans la *mort animée de la vie mort* (fermentation), précédant son anéantissement complet.

Ainsi les *cadavres humains* seront pour l'homme : la Genèse du CHOLÉRA.

Les *cadavres des animaux* ruminants seront pour ceux-ci : le CHARBON, le TYPHUS contagieux.

La *race canine* amènera la rage.

Les *chevaux* donneront la maladie qui leur est particulière.

Les *détritus de poissons* et de *plantes* nous donneront la FIÈVRE JAUNE.

Les *détritus* purement végétaux donneront une FIÈVRE particulière.

De toutes ces causes diverses, nous avons tiré la conséquence que les maladies contagieuses épidémiques se trouvant être transportées par les refuges impurs impénétrables à l'air, constituant un élément dans lequel le germe se prépare une éclosion nouvelle, il est évident que pour aller combattre cette cause, il faut d'abord procéder à la dissolution des refuges.

Mais détruire ces refuges, en permettant à la cause de s'échapper, n'était pas atteindre le résultat. Il a donc fallu chercher encore des moyens plus certains.

Le *savon ordinaire* du commerce, quoique bon dissolvant des impuretés, n'est qu'un *agent anodin*, car selon la nature des eaux, il peut lui-même laisser des impuretés ; de plus, son emploi exige des préparations indispensables ; et sa fabrication est tellement variable qu'il n'est pas toujours inoffensif sur les tissus, les laines brutes, etc., dans lesquels nous avons particulièrement à livrer bataille.

Les *dissolutions alcalines* ne nous offraient guère plus de sécurité que les savons ; car malgré toutes les précautions, elles donnent lieu à un si grand nombre d'inconvénients, qu'il y aurait autant de bénéfice à anéantir de suite par le feu, les objets soupçonnés renfermer des germes morbides, que d'essayer de les débarrasser de leurs impuretés par ces dissolutions.

Les recherches durent se diriger ailleurs, car le but à atteindre était :

« De trouver un agent *bon dissolvant des impuretés,* « réunissant toutes les qualités disséminées parmi les « *anti-morbides, anti-putrides, insecticides,* etc., etc.; ne « nuisant ni aux vêtements, ni aux filaments de laine, ni « aux couleurs qui peuvent s'y trouver appliquées, de ma- « nière, qu'en ne perdant point de vue l'économie indus- « trielle et domestique. »

« *Il soit un cordon sanitaire contre lequel les maladies* « *contagieuses et épidémiques viendront se heurter,* en même « temps qu'il doit atteindre le but de l'hygiène de la « propreté, par le moyen le plus simple, le plus facile, « le plus efficace et le plus économique. »

Entrer dans la voie de ces recherches, c'était vouloir une solution, car on dit qui veut, peut.

Passant en revue les propriétés de divers agents qui pouvaient le mieux m'y aider, je trouvai que l'ACIDE PHÉNIQUE était parmi les désinfectants, les anti-morbides, anti-putrides, etc., celui qui se rapprochait le mieux du but proposé. Je posai donc le problème définitif :

« Trouver à l'ACIDE PHÉNIQUE un *auxiliaire* pouvant « dissoudre toutes les impuretés, tout en conservant à « cet acide toutes ses propriétés intrinsèques. »

Cet auxiliaire fut trouvé dans le SAVON MIELLEUX.

Ce savon n'est ni alcalin ni oléagineux, — et par des combinaisons et mélanges chimiques, il est un composé que nous appelons MIEL PHÉNIQUE.

MIEL PHÉNIQUE

Ce Miel, créé parfaitement homogène dans toute sa constitution, est un des plus puissants dissolvants des impuretés; il est insecticide, anti-putride et un cautérisant par excellence, tout en étant le savon le plus inoffensif, sur tous les filaments de laine, ainsi que sur toutes les couleurs appliquées sur les tissus.

Il est soluble en toutes proportions, soit à froid, soit à chaud, dans toutes les eaux indistinctement sans éprouver la moindre décomposition.

Un *kilogramme* pour certaines opérations suffit par *mille litres d'eau;* et cependant un *kilogramme* dans *un litre* d'eau est tout aussi inoffensif pour les laines et les étoffes que s'il se trouvait dans *mille litres*

Traitant donc par le Miel phénique les laines en suint, vêtements de laine ou tissus quelconques, ils sont dépouillés de toutes leurs impuretés en moins de trois minutes, et les animalcules ou germes morbides que peuvent renfermer ces impuretés sont anéantis.

Les objets lavés ainsi ont acquis en même temps la plus grande fraîcheur, tant à l'odorat qu'à la vue.

Le *Miel phénique* atteint donc immédiatement un double résultat; d'abord, celui d'éliminer les impuretés sans nuire aux filaments de laine, tissus, puis, celui de placer l'acide phénique en sentinelle, comme un chasseur vers lequel on rabat le gibier. L'acide anéantit ainsi les germes ou animalcules, au fur et à mesure qu'ils sont délogés.

Dans cette condition l'acide phénique remplit ici la mission à laquelle il est appelé par ses propriétés, et cela, parce qu'il se trouve directement en contact avec la cause première du mal, et qu'il ne permet à aucun animalcule de se réfugier ailleurs, ni aux gaz à germes de mort de s'échapper sous forme de globules, pour aller en quête de nouvelles victimes.

Le *Miel phénique* renferme toutes les qualités nécessaires pour être, sous une forme économique, le meilleur désinfectant; il est en même temps l'agent le plus facile, le plus prompt, le plus infaillible dans toutes les applications où l'acide phénique peut être indiqué.

Nous pouvons donc dire sans trop d'orgueil, que notre découverte est ce qui a été donné jusqu'à ce jour de meilleur et de plus à la portée de tous comme *anti-épidémique*, *anti-contagieux*, *anti-putride*, *anti-morbide*, *insecticide*, *anti-vénimeux* et *cautérisant* par excellence.

C'est un collectif général, jouissant de sa propre vertu et des vertus de ses composés; ses qualités sont à la fois simples et complexes; simples, en ce que le Miel phénique peut servir comme chacune des portions qui le forment; complexes, en ce que ce produit ne voit aucune de ses qualités annihilées ou désunies lors de son emploi; et que ses vertus trouvent leur application, s'il est besoin, au moment voulu, sans retard ni insuccès.

Dans son mode d'emploi, que nous allons détailler, on verra d'ailleurs combien est vrai ce que nous avançons.

PROPRIÉTÉS DU MIEL PHÉNIQUE

L'*acide phénique* est la base du *Miel phénique*.

Ce dernier, en changeant de nom par suite d'une composition nouvelle, ne délaisse point les propriétés de son origine; il en acquiert d'autres plus réelles, plus efficaces :

DISSOLVANT par excellence, de toutes les impuretés, il tue et anéantit complétement les larves, acarus et animalcules quelconques qui peuvent se trouver réfugiés dans ces impuretés.

PRÉSERVATIF de toutes les maladies épidémiques, parce qu'il détruit les germes de mort qui, depuis un temps plus ou moins long, ont pris refuge dans les étoffes, et n'attendent pour se développer, après éclosion, qu'un milieu propice.

Il n'est point douteux, comme nous l'avons déjà dit, que les germes des nombreuses maladies contagieuses ne sont autres que certains microcosmes conservés et transportés dans les plis du manteau, de la soutane, de l'habit, de la jupe ou d'un vêtement quelconque, voire même d'une étoffe en pièce, d'une parcelle de laine en suint ou sous la toison d'un animal, — toutes causes involontaires d'une mort jusqu'ici inévitable.

Ce n'est pas l'air seul qui transporte le *pollen contaminateur*. Tout enclos devient favorable à la conservation du germe morbifique jusqu'au moment où la *fermentation* rend sa reproduction et son éclosion possibles.

Cette PROPRIÉTÉ PROPHYLACTIQUE s'exerce également sur l'air, que le Miel phénique purifie par les carbures d'hydrogène à principes du goudron qui s'en dégagent, lorsqu'il est utilisé pour agir directement par contact, atteignant ainsi le but principal, en empêchant le développement de la cause, et aidant en même temps à l'air, mieux peut-être que le chlore pour transformer au plus tôt les gaz morbides.

Et dans tous les cas, il opère en mettant la couche d'air dans laquelle se trouvent dégagées les émanations du Miel phénique, dans l'impossibilité d'absorber, ou de contenir des miasmes pestiférés.

DÉSINFECTANT, il assainit les endroits qu'aucun autre agent avant lui n'a pu rendre habitable.

CAUTÉRISANT et GUÉRISSANT les brûlures et les plaies; il est un des meilleurs médicaments connus pour cet usage.

INSECTICIDE, il guérit les morsures et piqûres des insectes, reptiles et animaux.

Le Miel phénique joint, à toutes ces qualités, dont nous parlerons encore plus au long au chapitre de ses applications diverses, la propriété d'être un *agent hygiénique de toilette indispensable pour l'usage des personnes dont la peau est délicate.*

En résumé, le Miel phénique réunit les propriétés que nous pouvons classer; il est :

Anti-épidémique,
Anti-putride,
Anti-contagieux,
Anti-morbide,
Anti-venimeux,
Insecticide,
Et cautérisant par excellence.

MODE D'EMPLOI DU MIEL PHÉNIQUE

L'homme étant, par son essence, sujet de ses passions, a senti au milieu de ses débordements le besoin de conserver son être.

Quelques hommes privilégés ont, dans les temps les plus reculés, à force de patience, d'étude et d'amour réel de leurs semblables, arraché à la nature des secrets qui ont donné naissance à l'*art de guérir*.

Avec le progrès sont venus d'autres désirs.

Les voyages lointains, les guerres, les agglomérations dans des parages malsains, toutes ces causes ont amené de nouveaux effets, et la génération, qui avait oublié ce qu'était la *lèpre*, a vu naître le *choléra*, la *fièvre jaune*, le *typhus*, le *vomito-negro*, etc., transportés d'un pays dans l'autre.

Aujourd'hui, la chimie ne reste point inactive, et lorsqu'un mal peut être analysé (et il peut l'être presque toujours), lorsqu'on a assigné à ce fléau un agent, cause première de l'état morbide, il est rare qu'à un moment donné, l'ennemi à combattre ne trouve pas à côté de lui un adversaire heureux, qui bientôt le terrasse.

Les qualités du *Miel phénique*, que nous avons énumérées, ne nous laissent plus aucune crainte, non-seulement lorsqu'il s'agira de combattre un des fléaux épidémiques, mais encore lorsque, plus sagement, nous aurons à le prévenir par des moyens simples et sûrs.

Applications diverses du Miel phénique

DÉRIVANT DE SES PROPRIÉTÉS D'ANTI-ÉPIDÉMIQUE, D'ANTI-PUTRIDE, D'ANTI-CONTAGIEUX, D'ANTI-MORBIDE, D'ANTI-VENIMEUX, D'INSECTICIDE, ET DE CAUTÉRISANT PAR EXCELLENCE.

Pour le dégraissage des laines en suint en provenances des pays infectés de maladies et soupçonnés renfermer des germes de ces maladies :

On prépare le bain avec un kilogramme de savon phénique dans 400 à 1,000 litres d'eau, selon que la laine est grasse.

On maintient le bain à une température de 35° à 45° et on y passe les laines 4 à 5 minutes, pour les rincer ensuite, à grande eau, jusqu'à ce que l'eau sorte claire. Ainsi dégraissées, tous les germes morbides sont anéantis. Les bains peuvent alors se transporter et subir toutes les opérations ordinaires; le lavage au Miel phénique n'a pu que les y bien disposer.

NOTA. — On ne doit préparer le bain que pour une quantité de laine qui peut y entrer, c'est-à-dire que le bain doit être renouvelé à chaque nouvelle quantité de laine que peut contenir le bain.

Pour les vêtements de laine ou de soie et autres tissus :

Un kilogramme de Miel phénique suffit pour 500 à 1,000 litres d'eau tiède ou froide, bien que l'eau tiède soit toujours préférable.

On opère la dissolution en le mélangeant bien à l'eau; on y lave les objets et on les rince ensuite à grande eau jusqu'à ce que l'eau sorte claire.

Ceci nécessite tout au plus quelques minutes; les germes morbides sont détruits, la laine prend beaucoup de douceur, les couleurs les plus sensibles conservent la plus grande fraîcheur, et la soie reprend le brillant et le petit grenu soyeux qui lui est propre.

Nota. — Un kilogramme dans 400 à 1,000 litres d'eau représente 10 à 15 grammes pour un seau d'eau.

Les vêtements des passagers venant des pays infectés de maladies contagieuses seront désinfectés par le lavage comme ci-dessus, si cela n'a pas été fait durant la traversée.

Pour les couvertures de laine à usage des hôpitaux, de la marine et de l'armée, ainsi que les vêtements de laine des troupes rentrant de campagne :

Il suffit de faire dissoudre un kilogramme de Miel phénique dans 300 à 1,000 litres d'eau tiède d'une température de 35° à 45°, de les fouler légèrement dans ce bain quelques minutes, et de les rincer ensuite à grande eau jusqu'à ce que l'eau sorte claire.

Tous les germes morbides, insectes, larves, animalcules quelconques seront anéantis; les lainages seront doux et moelleux et ne retiendront plus qu'un air très-pur, hygiénique et agréable à respirer.

Les gilets de flanelle, tout particulièrement, devront être entretenus par le Miel phénique, car non-seulement un air pur pourra s'y renouveler, mais c'est encore le moyen de les conserver dans un bon état, n'ayant pas à craindre le rétrécissement, ni le feutrage.

On ne doit préparer les bains que pour une quantité donnée, c'est-à-dire, qu'on ne doit pas commencer par enlever le plus gros dans les bains qui ont servi, mais les bains doivent être composés pour chaque quantité d'objets qu'ils peuvent contenir et renouvelés à chacune des quantités.

N. B. — Un kilog. dans 300 à 1,000 litres d'eau représente 10 à 20 grammes pour un seau d'eau.

Pour les animaux en provenance des pays infestés de maladies contagieuses et épidémiques :

Les animaux seront lavés entièrement par le Miel phénique à la dose de 10 à 20 grammes par seau d'eau (eau tiède si c'est possible).

Un même seau d'eau sera renouvelé par chaque tête, c'est-à-dire qu'*une quantité nécessaire ne sera jamais préparée et utilisée que pour un seul animal.*

Pour les animaux déjà atteints de maladies contagieuses :

Ces animaux seront immédiatement et entièrement lavés par les moyens ci-dessus; s'il y a des plaies, elles seront lavées à chaque pansement par le Miel phénique à la dose que l'on jugera, selon que l'on veut entretenir la plaie ou l'amener à cicatrisation; ce sera donc 1 à 5 grammes par litre d'eau plus ou moins.

Si on désirait cautériser, *il est toujours prudent de ne le faire qu'après avoir bien lavé et bien essuyé la plaie.* Alors, pour cautériser et détruire tous germes morbides dans la plaie, on applique dessus un peu de Miel phénique délayé dans très-peu d'eau.

Après l'effet obtenu, le Miel phénique sera facilement éliminé en raison de son extrême solubilité.

Les écuries, bacs, longes, râteliers, murailles, poteaux et ustensiles quelconques et harnais :

Seront lavés par le Miel phénique à la dose de 10, 20 à 30 grammes par seau d'eau (eau tiède si c'est possible), et en raison de la grande facilité de la dissolution du Miel phénique et que toutes ses molécules en solution dans l'eau sont actives, on pourra s'en servir aussi pour en laver les pavements; le tout sera bien rincé à grande eau jusqu'à ce que cette eau sorte claire.

Toutes les impuretés seront alors parfaitement dissoutes et tous les germes morbides complétement anéantis.

Après ce lavage, si, par une plus grande mesure de précaution, on veut désinfecter soit par le chlore, soit par l'acide sulfureux gazeux, je puis affirmer qu'ils produiront alors, tous les bons effets que l'on se propose, tous les refuges étant détruits. Du reste, l'acide phénique lui-même, pendant qu'il va à la rencontre de la cause, et l'anéantit sans lui donner le temps de se développer, assainit déjà l'air par le dégagement de ses carbures d'hydrogène du goudron.

NOTA. — Les eaux de lavage et de rinçage seront uniformément *répandues sur le fumier afin qu'elles servent à anéantir instantanément des germes qui pourraient s'y trouver condensés.*

Pansement des plaies de tous genres et de toutes natures :

Les plaies entretenues à l'état de propreté par le Miel phénique et sans autre intention sont déjà plus sûrement propres, elles sont surtout mises ainsi à l'abri d'une complication, par suite d'une cicatrisation trop prompte. La dose est de 1 à 2 grammes par litre d'eau et jusqu'à 5 et 10 grammes, si on veut obtenir en même temps des effets énergiques et cautérisants.

Du reste, comme il est quelquefois avantageux de cautériser une plaie, il ne faut faire cette opération qu'après l'avoir bien lavée et bien essuyée. Pour cautériser, on délaye le Miel phénique dans très-peu d'eau que l'on étend sur la surface malade.

Après l'effet obtenu, le Miel phénique sera facilement éliminé par l'eau.

Il n'y a donc plus lieu d'appliquer sur les plaies des *anti-putrides*, pêle-mêle avec les substances en putréfaction qui fatiguent beaucoup le malade sans grand profit ; mais le but étant aujourd'hui certainement atteint, pour une plaie entretenue à l'état de propreté par le Miel phénique, nous pouvons dire que ce résultat n'est obtenu, que parce que ce produit neutralise en même temps le germe morbide.

N. B. — Les personnes qui soignent les malades devront se laver au Miel phénique surtout après un pansement ou des opérations chirurgicales; c'est aussi une grande et salutaire précaution que de laver par le même moyen, les linges et les appareils qui peuvent avoir été en contact avec les substances empoisonnées par des germes putrides.

Je dois faire remarquer que le Miel phénique possédant toutes les propriétés aglutinatives, il peut avec avantage être mélangé dans une certaine proportion avec les substances employées pour cet usage.

De même, il peut être appliqué sur une plaie comme hémostatique ou pour la mettre à l'abri du contact de l'air.

Il a en outre l'avantage :

1° D'être *anti-septique, anti-morbide, anti-putride* et *insecticide;*

2° D'être d'une solubilité si prompte qu'il est bientôt délayé et entraîné par l'eau;

3° Étant délayé pour être éliminé d'une plaie, il sert encore à laver cette plaie, et la dissolution du Miel donne une nouvelle activité à ses propriétés cautérisantes et anti-septiques;

Comme quatrième avantage, disons que les bandes et les linges ayant servi au pansement des plaies, trouveront en eux-mêmes un élément suffisant (par suite du Miel phénique dont ils sont imprégnés) pour se débarrasser de toutes les impuretés dont ils seraient chargés.

N. B. — Lorsqu'on se sert du Miel phénique pour empêcher la putréfaction d'une plaie ou la mettre à l'abri du contact de l'air et que son action semble trop cautérisante, il suffit d'en mettre 2 ou 3 grammes par 10 grammes des substances habituellement employées.

Pour les maladies de la peau :

Si on veut les PRÉVENIR, on se lavera de temps en temps avec 1 gramme ou 2 de Miel phénique par litre d'eau.

Dans un bain, 100 à 150 grammes sont une quantité suffisante.

Pour la gale :

Si on veut être guéri promptement, on se lave entièrement une fois ou deux, et plus si c'est nécessaire, avec 5 ou 10 grammes de Miel phénique par litre d'eau. On doit ensuite bien se rincer.

Pour les dartres :

L'entretien de la propreté du corps par les bains généraux une fois par mois, ou tous les quinze jours au moins, avec 100 à 150 grammes de Miel phénique par bain; ou bien se laver entièrement tous les quinze jours, ou tous les mois, avec 1 gramme ou 2 de Miel phénique par litre d'eau.

Si c'est une dartre vive, il suffira de bien la laver avec la dose de 3 à 5 grammes de Miel phénique par litre d'eau; bien laver et bien rincer ensuite.

Si on veut cautériser, on appliquera du Miel phénique délayé dans très-peu d'eau.

Dans ce cas, il est toujours bon de consulter un médecin auparavant.

Du reste, les dartres étant un vice du sang, je serais porté à croire que lorsqu'elles font leur apparition, c'est un indice que le sang veut se débarrasser de ce germe morbide, et qu'en les lavant bien et cautérisant ensuite par le Miel phénique, ce serait peut-être l'occasion d'anéantir du même coup ce germe morbifique dont le sang serait ainsi débarrassé en l'empêchant de rentrer dans la circulation.

Cette observation mérite examen, mais nous n'ignorons pas qu'après plusieurs apparitions, non combattues, le germe peut se fixer sur des organes intérieures et y produire des troubles difficiles à combattre.

MALADIES DU CUIR CHEVELU :

Il suffira de laver la tête de temps en temps avec la dose de 1 à 2 grammes de Miel phénique par litre d'eau.

Pour laver simplement la tête :

1 gramme ou 2 par litre d'eau évitera à beaucoup de personnes d'acheter bien cher des remèdes pour éviter la chute des cheveux; car il est certain que le Miel phénique lavant mieux que n'importe quelle substance, aura promptement anéanti la cause putride de la racine, tout en donnant aux cheveux le soyeux de la santé et raffermissant ses pores par la grande fraîcheur qu'il entretient.

Pour se préserver de la gale et autres maladies contagieuses de la peau :

Il suffit de faire usage du Miel phénique pour s'en préserver.

La dose est de 1 à 2 grammes par litre d'eau, quoique l'on puisse en mettre à volonté.

Du reste, pour l'usage de la toilette, il tient lieu du meilleur de tous les savons, car il suffit de se laver avec l'eau dans lequel on délaye le Miel phénique, et immédiatement toutes les impuretés provenant de la transpiration et autres motifs disparaissent ; les pores sont libres, une grande fraîcheur s'établit partout, parce que le sang circule mieux sous l'épiderme; la peau reprend une grande douceur, et, tout en évitant ce gras huileux, même des meilleurs savons de toilette, on a encore cet avantage que, s'il y avait à la peau quelques petites efflorescences, elles seraient disparues du soir au lendemain.

Si c'était un embarras de faire dissoudre le Miel phénique lorsque l'on veut s'en servir, on pourrait le délayer par avance, dans un peu d'eau, et le tenir dans une petite fiole ; alors on en laisse tomber une goutte ou deux dans la cuvette, et instantanément l'eau en est suffisamment saturée.

Pour les Enfants :

Je conseille le Miel phénique POUR LES ENFANTS, non-seulement parce qu'il est très-certainement plus hygiénique, qu'il lave mieux et qu'il ne laisse après lui qu'un principe bienfaisant, mais aussi parce que généralement les enfants, comme beaucoup de grandes personnes, sont très-paresseux pour se laver au savon ; tandis que, par le Miel phénique, on se lave comme si c'était de l'eau claire ; il n'y a pas même nécessité de se rincer, et jamais on ne saurait être plus propre.

Dans toutes les maisons et dans tous les établissements où il y a une fontaine, où chacun vient se laver les mains avec un morceau de savon, servant pou tout le monde, il serait hygiénique et plus propre surtout de voir ces petites fontaines alimentées avec une dose de 2 grammes de Miel phénique par litre d'eau.

Pour les poitrines faibles et délicates, ainsi que dans les bronchites.

L'usage du Miel phénique pour la toilette et dans les bains doit être recommandé tout particulièrement ; car les carbures d'hydrogène du goudron qui s'en dégagent, étant respirés, et pénétrant dans l'économie par les pores, aident à la dissolution des mucosités ; sans pouvoir absolument se rendre compte si, en pénétrant dans l'économie, ces carbures rencontreront des sels fixes leur cédant une partie de leur oxygène, pour former avec eux une combinaison ayant quelque analogie avec l'acide phénique, toujours est-il, qu'il n'est pas impossible qu'après avoir aidé à éliminer les mucosités, ils servent à cicatriser les tubercules ainsi que l'inflammation des bronches; de là un grand soulagement qui, dans un temps donné, peut amener la guérison.

Des morsures et des piqûres venimeuses :

Comment ne pas parler ici des morsures et des piqûres venimeuses, lorsque le Miel phénique empêche des germes venimeux de se développer dans une plaie, et surtout, lorsque déjà nous avons démontré la similitude qui existe, entre des *germes cholériques*, ceux du *typhus contagieux* et ceux également de la *rage*, du *charbon*, et le venin de quelques *piqûres* ou *morsures?*

On doit donc toujours être pourvu du Miel phénique, soit en petits grumeaux, soit dans une petite boîte, ou même au moyen d'un peu de papier en le laissant sécher dessus.

En même temps qu'il est le plus précieux de tous les savons de toilette, en lui on trouvera la vie. C'est-à-dire qu'en cas de morsures de chiens enragés, morsures venimeuses de reptiles et piqûres venimeuses d'insectes, il suffit de laver promptement la plaie avec le Miel phénique délayé dans un peu d'eau; et si à ce moment on n'avait pas d'eau à sa disposition, on pourrait le délayer sur la plaie, avec un peu de salive, en frottant comme pour avoir le lavage le plus parfait, au risque même de se déchirer la peau.

On rincera ensuite et on essuyera le mieux possible, délayant de nouveau un peu de Miel phénique que l'on appliquera de suite sur la plaie pour la mettre à l'abri du contact de l'air, on obtiendra la cautérisation.

Dix minutes après, on lavera de nouveau avec le Miel qui a été appliqué sur la plaie, on rincera bien et on appliquera une nouvelle couche ; et ainsi de suite *pendant une heure ou deux, afin que dans des accidents aussi graves on soit plus certain que le venin a été neutralisé.*

Sans doute, l'effet est toujours certain, même dès la première fois; cependant cela ne doit pas empêcher d'user des conseils d'un médecin aussitôt que possible.

Si la cautérisation, qu'a dû opérer le Miel phénique, avait produit son effet dès la première ou la deuxième fois et que le malade ne fût plus en état de supporter un autre pansement, il ne faudrait pas le fatiguer inutilement, car la neutralisation du venin n'est plus un doute.

Piqûres d'insectes non venimeuses, tels que abeilles, guêpes, moustiques et cousins, mouches, etc., etc. :

Il suffit de laver la plaie avec un peu de Miel phénique, plus ou moins étendu d'eau. Si la blessure était profonde, on pourrait cautériser par les moyens décrits.

Pour les autres piqûres légères, on les lave avec la dose de 2 à 5 grammes de Miel phénique par litre d'eau.

Cependant, si on soupçonnait avoir été piqué *d'une mouche qui aurait séjourné* sur des cadavres en décomposition ou sur des animaux atteints de *maladies contagieuses, charbon, typhus,* il faudrait procéder absolument comme pour les piqûres venimeuses. Aussi lorsque je recommande de bien laver les animaux en provenance des pays infestés, c'est que, non-seulement la maladie se transporte par la génération des gaz à principe de mort, mais que le principe de mort peut aussi se transmettre par l'inoculation des piqûres de mouches qui vont d'un animal à l'autre.

Je proposerai, du reste, le *Miel phénique sulfuré* comme étant l'insecticide le plus puissant que je connaisse, et il est certain qu'un insecte n'oserait venir se reposer sur les objets qui ont été lavés par ce Miel.

Blessures :

Les blessures graves ou autres seront lavées par le Miel phénique à la dose de 1 à 5 grammes par litre d'eau froide; s'il y avait perte de sang considérable, on l'arrêterait en appliquant sur la plaie une couche de Miel phénique à consistance convenable.

Marins et Militaires :

Que ceux qui sont le plus exposés à se blesser ou à être blessés, Marins, Militaires, etc., soient munis du Miel phénique ; il est agréable pour la toilette, en même temps qu'il peut entretenir les vêtements dans un état de propreté constant sans les altérer.

Il est un PRÉSERVATIF des maladies contagieuses de la peau, ainsi que des maladies épidémiques de tous genres, il cautérise et neutralise le venin des morsures et piqûres venimeuses. Les plaies entretenues par lui à l'état de propreté, à la dose de 1 à 2 grammes plus ou moins par litre d'eau, sont mises à l'abri de la putréfaction et promptement amenées à cicatrisation sans craindre une réapparition.

La réapparition d'une plaie, qui est toujours dangereuse, n'est à craindre que lorsqu'elle se cicatrise sans que tous les germes putrides qui s'en dégageaient, aient été complétement éliminés et neutralisés. Or, le Miel phénique élimine les impuretés et neutralise en même temps les germes, et après un pansement ou deux, le sang peut déjà continuer sa circulation sans se corrompre au passage de la plaie. Cette plaie ne pourra donc plus introduire dans la circulation des germes putrides.

Il est bien certain que si une plaie venait à se cicatriser trop tôt, et avant que les germes putrides n'aient été éliminés ou neutralisés, ces germes putrides pouvant être entraînés dans la circulation, décideraient forcément une génération de leurs principes; un trouble général en est ordinairement la suite, et lorsque la plaie se rouvre, comme si le sang voulait se débarrasser d'une trop grande quantité de matières putréfiées. Il est à craindre que l'altération n'en soit déjà trop prononcée.

Du reste, lorsqu'on est blessé, il est toujours bon et utile de consulter un médecin; en tous cas, la première chose nécessaire est de bien laver la plaie. Sous ce rapport, le Miel phénique seul peut atteindre au résultat parfait; une plaie bien lavée est plus qu'à moitié guérie, et souvent la souffrance est enlevée par cette précaution.

AVIS AUX MARINS.

Avec le Miel phénique, l'eau de mer lave tout aussi bien que la première eau venue.

Pour le scorbut :

On se rincera et gargarisera la bouche avec la dose de 2 à 3 grammes de Miel phénique par litre d'eau.

La pourriture d'hôpital :

Ayant maintenant à sa disposition le Miel phénique avec toutes les propriétés de l'acide phénique pour préservatif, qui joint à ses propriétés anti-délétères l'avantage très-grand de pouvoir entretenir dans un état de propreté constant en neutralisant les germes, les plaies, les effets d'habillement, couvertures, etc., etc. laissant ainsi circuler à travers tous les filaments des tissus un air pur à respirer : *La pourriture d'hôpital* sera par cela même évitée et, en tous cas, facilement combattue.

Je tiendrai à la disposition des demandes qui me seront faites, le Miel de camphre, le Miel de soufre et le Miel de térébenthine, tous excellents dissolvants des impuretés et mucosités avec toutes les propriétés de leur composé.

Paris. — Von-Oven et Cᵉ, 16, rue des Vieux-Augustins. — Typ. E. Voitelain et Cᵉ

www.ingramcontent.com/pod-product-compliance
Ingram Content Group UK Ltd.
Pitfield, Milton Keynes, MK11 3LW, UK
UKHW021530260726
13993UKWH00004B/1913